Beisser

T 64
54

Maladies nerveuses.

TRAITEMENT

DES

MALADIES NERVEUSES

ET

EMPLOI DU MASSAGE

COMME UN AUXILIAIRE PUISSANT DANS LE TRAITEMENT
DE CE GENRE DE MALADIES.

Par le Docteur BEISSER.

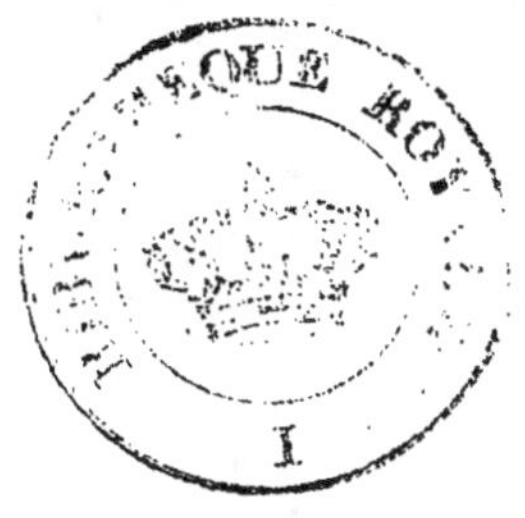

PARIS,

CHEZ L'AUTEUR, RUE D'ALGER, N° 5.

—

1835.

TRAITEMENT

DES MALADIES NERVEUSES

ET

EMPLOI DU MASSAGE

COMME UN AUXILIAIRE PUISSANT DANS LE TRAITEMENT
DE CE GENRE DE MALADIES.

———o———

Dans le siècle où nous vivons, plus que dans les siècles précédens, les maladies nerveuses exercent une funeste influence dans toutes les classes de la société, principalement dans cette partie de la population dont l'existence est envahie par les travaux de l'esprit et les émotions d'une imagination trop active. Comme les autres systèmes de notre économie, le principe nerveux, ce principe originel de la sensibilité, doit, pour maintenir un juste équilibre dans les actes de la vie, ne remplir que des fonctions modérées et toujours en accord avec nos autres facultés; mais si, par une atteinte aux lois générales de la pondération vitale, le système nerveux est plus exercé qu'il ne le doit, si son activité est poussée jusqu'à la fatigue, si la fatigue est continuée outre mesure, nous éprouvons des lassitudes qui s'emparent de notre être et nous font tomber dans un état d'affaissement, agissant maintes fois sur le tube digestif, d'autres fois sur l'appareil respiratoire ou celui de la circulation, et quelquefois encore, en plus d'une circonstance fâcheuse, directement sur le cerveau lui-même, cet organe sécréteur de la pensée. Tels sont en première ligne les effets que produisent d'ordinaire les travaux du cabinet et des études trop prolongées sur des objets d'une même nature. C'est la corde d'un arc qui toujours tendu finit par rompre.

Si les maladies nerveuses n'existaient qu'en raison de ce point d'origine, elles seraient sans contredit médiocrement répandues ; car c'est une partie très-faible de la population qui se livre aux assiduités du cabinet ou à la culture des arts et des sciences. Il est une autre cause de l'invasion de ces maladies, cause immense en résultats divers, qui s'étend souvent du plus haut fonctionnaire, de l'homme le plus élevé dans l'échelle sociale, jusque dans l'atelier, jusque dans l'intérieur de l'artisan ; je veux parler de ce malaise général, de cette inquiétude d'existence qui, dans nos incertitudes politiques, tourmente aujourd'hui presque individuellement nos centres de population. Chacun, peu satisfait de sa position, désire davantage, désire encore plus, et porte autant d'inimitié que d'envie à ceux qu'il présume plus heureux que lui. Ce sentiment de haine honteuse, qui le quitte rarement, le rend jaloux des autres et mécontent de lui-même. Le système nerveux s'en affaiblit et réagit par irradiation sur un ou plusieurs organes de l'économie, sinon sur l'économie entière. Dès lors le mal s'insinue, peu à peu il pénètre davantage ; et vient le moment où, passé déjà à l'état chronique, il se montre récalcitrant aux moyens curatifs. Que de maux l'humaine nature s'inflige à elle-même !

(. 5)

Il est aussi des causes actives qui frappent à coups redoublés et engendrent les cas les plus critiques : ce sont les passions violentes, les désastres imprévus, les accidens inopinés, et aussi la satiété et le vide d'existence que produisent les jouissances immodérées. Ébranlé par une force dominante, le système nerveux s'irrite, et quelquefois il s'exalte au point que l'individu, poussé d'une frénésie qu'il ne sait maîtriser, force la Parque à trancher violemment le fil de ses jours. Que l'on juge en ces circonstances de la profondeur des lésions et des ressources actives que l'art doit employer.

Ce ne sont pas encore là toutes les causes qui produisent les maladies nerveuses. Celles que nous venons d'énumérer affectent particulièrement le sexe fort, le sexe dominateur. La femme, cet être délicat, ce chef-d'œuvre de la création, qui, dans l'Écriture, a été formée, non pas comme l'homme d'un limon pétri, mais d'une chair déjà palpitante, est beaucoup plus susceptible de vives émotions ; chez elle, le système nerveux, moins résistant, s'affecte avec plus de facilité, et rien ne tend plus à le rendre impressionnable que cette vie d'oisiveté et de langueur sociale qui la prédispose à de nombreuses incitations. Dans les classes riches, dans les classes aisées, dans celles où son travail n'est pas réclamé par les besoins de la famille, souvent l'ennui l'attriste ; elle se livre sans goût à des occupations frivoles, à des lectures oiseuses, irritantes, qui émeuvent et suscitent intempestivement son imagination, et lui donnent des commotions nerveuses, dont l'effet se répercute plus tardivement dans la profondeur des organes. Épouse, elle a fréquemment des chagrins de famille ; mère, elle éprouve pour ses enfans toute sorte d'appréhensions et de sollicitudes ; veuve, elle languit isolée, si toutefois elle ne traîne pas inaperçue une vie malheureuse. De ce concours d'incidens fâcheux, de craintes renouvelées, d'émotions répétées, surgissent des maladies sans nombre qui, tirant leur origine d'un système nerveux trop susceptible, exigent du médecin les soins les plus intelligens.

Dans cet exposé, l'auteur de cette notice exprime franchement son opinion. Dès le commencement de sa pratique, il a rencontré de fréquentes occasions de constater le grand nombre de maladies qui, dans l'état actuel de notre société, particulièrement chez les femmes, tirent leur principe d'un système nerveux, irrité, fatigué ou affaibli. Ainsi, d'après cette conviction acquise, il a dirigé ses recherches de préférence vers ce genre d'affections, dont plusieurs désespèrent quelquefois la science. Il les a étudiées en divers pays, sous différens climats européens et intertropicaux, tant dans les hôpitaux que chez les particuliers. Il a saisi la marche de plusieurs, il les a combattues maintes fois avec succès, et a eu plusieurs occasions de se féliciter d'en avoir triomphé promptement.

Conduit par ces précédens, il s'est décidé à élever une maison de santé pour s'adonner plus spécialement au traitement de ces maladies. Il est arrivé, comme si l'ordre des événemens appelait, ainsi que l'ordre physique, la coïncidence de moyens qui se corroborent mutuellement, qu'un artiste masseur, qui s'est fait connaître par sa pratique dans un chef-lieu de département, s'est présenté chez lui pour y placer des personnes venant à la capitale réclamer les bienfaits palliatifs, sinon entièrement curatifs, des effets du massage.

Toutefois, avant de passer outre, il est à propos de voir ce que c'est que cette opération.

Quelle que soit l'étymologie de l'expression, qu'elle dérive du grec ou de l'arabe, l'un signifiant presser, frotter, l'autre presser doucement, il n'en est pas moins que le *massage* est une opération qui consiste dans l'application de l'intérieur des mains sur diverses parties du corps, soit par de simples attouchemens, de légers frottemens, par frictions plus ou moins pénétrantes, malaxations vives ou ralenties, pressemens forts ou adoucis ; enfin dans toutes les manœuvres de ce genre, exercées tant sur les parties molles que sur les articulations, soit que l'on pratique ces manœuvres sans préparations ni auxiliaires, soit qu'on les fasse précéder d'émolliens quelconques, locaux ou généraux, ou de bains à l'état liquide ou de vapeur. Envisagé sous ce point de vue général, il n'y a pas de doute que le massage n'appartienne au domaine de la médecine ; c'est ainsi que l'auteur le considère. Il n'hésite donc pas à voir dans cette opération un moyen thérapeutique, que le médecin judicieux doit savoir employer dans les cas qui le requièrent.

Tout moyen de guérison a besoin, pour être exercé à propos, d'être dirigé par un homme de l'art; c'est en quoi l'action du massage peut devenir d'un effet salutaire, et en ceci l'auteur avait déjà acquis quelques lumières, ayant été lui-même soumis à cette opération pendant le cours de ses voyages, non sous le rapport thérapeutique, mais sous celui de l'hygiène à la sortie des bains. Conséquemment, fort de son

expérience, il peut entreprendre de décrire les effets hygiéniques produits par le massage, et ceux qu'il a reconnus et que
son jugement lui fait prévoir dans le traitement des maladies
nerveuses. Il va parler en sa propre personne.

J'arrivai en Égypte (à Alexandrie), où je restai plus d'un
mois. Dans ce pays de fortes chaleurs et dans la saison où je
me trouvais, les bains étaient une chose précieuse ; je me
rendis dans un établissement, et, au bout du temps accoutumé, on me proposa l'office des masseurs. Je refusai les pre-
mières fois, mais aux dernières je me décidai, et l'on m'en-
voya deux Arabes dressés à cette manœuvre. Je fus à la sortie
du bain pris et déposé sur un lit de repos, palpé, tâtonné,
pressuré dans les parties charnues et aux principales articulations. J'avoue que j'en ai éprouvé un bien-être qui me fit plaisir. Peu de temps après, je fus à Smyrne. Il fait également
chaud dans cette partie de l'Asie-Mineure et les bains y sont
délicieux. J'en pris plusieurs pendant mon séjour et agréai
l'offre des masseurs. De jeunes esclaves se présentèrent et
usèrent des mêmes moyens que l'on emploie en Égypte, en y
ajoutant une huile concrète préparée, dont un enfant me
frotta les articulations. J'en ai éprouvé une souplesse de mou-
vemens qui me fut agréable. De retour en France, je partis
bientôt pour l'Amérique du sud ; je séjournai à Bahia, à Rio-
Janeiro ; en ces pays je me fis aussi masser, tant dans la bai-
gnoire qu'à la sortie du bain.

Mais, mon cher docteur, me dit un de mes amis, qui avait
passé plusieurs années dans différentes contrées de l'Inde : vous
n'avez aucune idée des vrais délices du massage. Si comme

moi vous aviez été entre les mains de jeunes et jolies ado-
lescentes, palpé doucement, frictionné d'une main ondu-
lante, pressuré avec réserve dans toutes les parties, frotté,
onctué aux articulations, soutiré par vos membres, qui sem-
blent céder alors avec plaisir à cette traction moelleusement
ménagée; si vous eussiez éprouvé l'influence voluptueuse
d'une onction chatoyante d'essences délicates; c'est alors,
mon ami, que vous pourriez dire : Et moi aussi j'ai été massé!
Jusque-là, croyez-moi, vous n'avez été soumis qu'à des manœuvres hygiéniques, bienfaisantes sans doute, mais fort éloi-
gnées des sensations délicieuses et salutaires que procure le
massage indien. Mais aussi dans ces pays la délicatesse des
êtres créés participe à la douceur des cieux et du climat; tan-
dis que dans les pays moins favorisés on se tient à des sensations moins douces ; bien plus encore, l'être humain, sous les
rudes climats boréaux, ne se montre sensible qu'à de fortes
émotions; en preuve, la froide et âpre Russie, où le massage
dans des bains d'eau vaporisée sur une pierre ardente n'est
plus qu'une flagellation manuelle, accompagnée de manœuvres vigoureuses exercées sur les articulations.

Je me rendis à son avis; nonobstant je vais dire ce qui
m'arriva dans mon dernier voyage, parce que je me suis
trouvé dans une conjoncture qui a déterminé mon opinion
sur le parti que l'art médical peut retirer de l'emploi judicieux
du massage.

J'étais embarqué sur un bâtiment de l'État, qui des Antil-
les reçut la mission de se rendre au fond du golfe du Mexique,
parages peu visités des Européens. Cette circonstance me

plut. On prit terre à Omoa, une des villes des États-Unis de l'Amérique centrale. Cette contrée peut à bon droit passer pour un pays vierge, et je me félicite tous les jours d'y avoir vu la nature dans tout le luxe d'une grande végétation ; mais je dois m'abstenir d'en faire la description, quelque neuve qu'elle puisse être, afin de m'éloigner le moins possible de mon sujet.

J'étais descendu à terre ; parlant facilement espagnol, je fus bienvenu des habitans. Alors régnait une épidémie de variole et de scarlatine, épidémie d'autant plus meurtrière que la science médicale n'est pas très-exercée en ces contrées. Je me rendis utile et me fis un devoir de mettre le guérisseur de cette petite ville en mesure d'employer des moyens plus rationnels ; aussi ai-je eu la satisfaction de voir rendus à la vie et à la santé plusieurs individus désignés déjà comme victimes du fléau.

Un jour je fus invité à une partie de grande chasse, celle du jaguar. Nous partîmes avant le lever de l'aurore, sans oublier de charger un nègre de provisions ; car il est prudent dans ce pays de routes non frayéees, de se prémunir contre les occasions si nombreuses de s'égarer. Cette chasse, dont l'issue fut heureuse, nous avait fatigués, moi surtout, Européen peu accoutumé à ce genre de plaisir ; aussi avons-nous attaqué nos provisions avec un appétit de convalescent. Remis en route, chacun pensa à ne pas revenir la carnacière vide. Pour moi, en mon particulier, j'avoue que j'étais plus occupé à porter mes regards sur cette nature grandiose en beautés de tout genre ; néanmoins j'entends un frôlement, je tire et je blesse une jeune biche à une de ses pattes de derrière. Elle ne put aller loin. Nous approchons ; elle était si jolie, d'un pelage si doux, que je pris la résolution de réparer le mal que j'avais fait, et qui heureusement était léger. Mes compagnons y consentirent à l'envi. Cette jolie bête fut portée à la maison ; elle guérit promptement, s'apprivoisa, et je pense qu'elle est encore aujourd'hui à Brest, où je l'ai débarquée.

Nous continuâmes de parcourir des sites enchanteurs ; nous traversions des ravins, des coteaux d'une végétation riche et variée ; mais, ô moment de stupéfaction ! en entrant sur un plateau plus éclairé, je fus saisi d'une admiration indescriptible. J'apercevais sur la partie déclive du terrain un acajou gigantesque, que douze hommes pouvaient à peine embrasser ; son fût, élevé de plus de soixante mètres (de 180 à 200 pieds), était surmonté d'un dôme immense, renfermant un monde entier d'oiseaux divers et de quadrumanes sémillans. Dans les parties inférieures s'élançaient de branches en branches, aussi grosses que nos arbres forestiers, des belzebuths à corsage et membres effilés, dont les sauts et gambades m'effrayaient chaque fois ; plus haut, des centaines de petits singes, tous vifs et jolis, prenaient leurs ébats, s'agaçaient, ricanaient ; et, plus rapprochés de la périphérie, des milliers d'oiseaux, d'espèces et de couleurs différentes, se poursuivaient de rameaux en rameaux, s'agitaient, gazouillaient, heureux de leur existence ; et, en outre de ces merveilles, un prestige ravissant me frappa d'extase ; c'était un nuage diaphane d'oiseaux-mouches et de colibris à plumage éclatant, qui, dans une agitation continuelle, effleuraient à peine le feuillage extérieur de cette forêt aérienne. O la belle nature, que l'homme n'a pas encore mutilée ! Je quittais ces lieux, saisi d'une double fatigue ; car l'admiration soutenue exerce aussi une action débilitante sur l'appareil nerveux ; de telle sorte que, rendu au logis, je ne pouvais, comme on le dit communément, remuer ni bras ni jambes, tant les deux systèmes nerveux et musculaire se trouvaient affaissés. Jusqu'alors je n'avais éprouvé le sentiment d'une fatigue aussi forte.

Le maître de la maison me fit préparer un bain, dans lequel on versa une infusion de plantes aromatiques de la famille des labiées. Au bout d'une demi-heure, je vis paraître un esclave et sa femme, envoyés près de moi pour procéder à un massage réparateur. Étendu sur un lit, je fus par l'un et par l'autre palpé, malaxé, frictionné dans toutes les parties charnues, onctué à toutes les articulations d'un liniment oléo - savonneux, tiré dans tous les membres au point de les faire craquer ; j'en souffrais presque. — Patience, maître, me dirent mes amis les masseurs, toi bientôt ne plus être fatigué. — L'opération terminée, je pris un bouillon de tortue et m'endormis. Après trois heures environ du sommeil le plus profond, je me réveillai et me trouvai tellement alerte et dispos, que j'avais perdu toute idée de fatigue. Je me rendis au souper, mangeai du meilleur appétit, et me sentis tout disposé à entreprendre une nouvelle course.

J'ai réfléchi plus d'une fois à cet enlèvement de la fatigue, qui fut opéré, pour ainsi dire, avec la main ; ces faits décisifs me firent étudier rationnellement la matière et entreprendre

quelques essais préliminaires qui réussirent parfaitement.
Poussant plus loin mes tentatives, j'ai combiné dans ma pratique particulière les effets du massage avec ceux des autres
moyens thérapeutiques, et par cette marche d'une expérience
dont j'observai toutes les phases, j'ai été mis en mesure de
remarquer, ainsi que l'ont déjà fait plusieurs médecins, que
ce mode de traitement peut s'appliquer avec utilité à un
grand nombre de maladies avec ou sans le concours des bains,
précédés ou non de lotions émollientes, de vapeur ou autres,
principalement dans la leucophlegmatie, le rhumatisme et la
paralysie; également dans les dartres anciennes, les divers en-
gorgemens de la peau et du tissu cellulaire sous-jacent, le rhumatisme chronique, les contractions spasmodiques des muscles et peut-être le tétanos; dans la goutte, la faiblesse ou
raideur des articulations, la fausse ankylose; dans le rachi-
tisme et autres altérations dans lesquelles les fluides sont dis-
posés à stagner; dans les gastrites nerveuses, et en général
dans un grand nombre de maladies des nerfs. Toutes ces affections seraient du moins fortement modifiées, sinon guéries,
lorsque l'on saisirait des circonstances opportunes pour diri-
ger l'emploi de cet adjuvant médical.

Il m'est hors de doute que par les changemens survenus dans
la peau, dans les muscles, dans les articulations, et principalement dans les papilles nerveuses qui se distribuent à l'in-
fini dans ces diverses parties, on ne puisse modifier d'autres
parties plus profondes qui y correspondent, et faire ressentir
une heureuse influence aux différentes maladies dont elles
sont le siége ou l'occasion. C'est dans cette persuasion,

dans cette conviction intime acquise par moi-même, que j'ai introduit dans le traitement des maladies nerveuses l'adjonction du massage, afin de fortifier la méthode que j'ai adoptée de tous les moyens curatifs que l'expérience a mis jusqu'à ce jour à la disposition de la science. Je préviens que mon établissement est ouvert à toutes les personnes des départemens et de l'étranger qui viendront dans la capitale, aux personnes qui voudront ne prendre que de simples consultations, et que je me rendrai à domicile aux demandes qui me seront faites par ceux qui voudront bien m'accorder leur confiance.

Il est peut-être, sous le rapport de la pudeur publique, un scrupule qui retiendrait des mères, de jeunes femmes et des demoiselles. A cet égard je me fais un devoir de représenter qu'on ne doit avoir aucune appréhension. Ce qui touche à l'art de guérir se fait toujours avec la plus grande réserve et sous l'empire de la plus sévère retenue. Je citerai pour preuve en cette circonstance le témoignage honorable que l'artiste masseur a reçu en audience publique des dames de la ville où il exerçait, concernant sa retenue et ses égards pour la décence. Toutes se sont empressées d'attester qu'il n'avait porté à leur pudeur aucune atteinte, même la plus légère. D'ailleurs il faut reconnaître qu'un médecin dans l'exercice de ses fonctions dépose ce qui appartient au régime social pour se livrer à toute la sainteté de son ministère; toutes ses idées, ses préoccupations se portent à l'art de guérir, à celui d'arracher ses malades à une mort menaçante, si par un raisonnement mal entendu, par une conscience mal dirigée, on ne commet pas la faute de craindre ses approches et ses investigations. Oh! quel état saint! Quel état supérieur que celui de l'homme qui sacrifie sa jeunesse à l'étude et sa vie entière à un exercice de toutes les heures, tant de nuit que de jour, pour le soulagement de ses semblables, la guérison de leurs maux et le prolongement de leur existence! L'esprit pénétré de ces hautes vérités, il se sent à coup sûr élevé au-dessus de l'humaine nature; et il se maintient dans cette hauteur de sphère, tant que son existence propre ne le rappelle pas à la vie commune.

Le docteur Beisser, auteur de cette notice, vient, comme il a été dit, de fonder une maison de santé (rue d'Alger, n° 5, près des Tuileries). Il se met entièrement à la disposition de ceux qui daigneront lui accorder leur confiance, tant sous le rapport général de l'art de guérir, que sous le rapport particulier du traitement des maladies nerveuses et de l'emploi du massage, qu'il considère comme un complément très-avantageux dans le traitement de ce genre de maladies.

Paris — Imprimerie d'Éverat, rue du Cadran, 16.

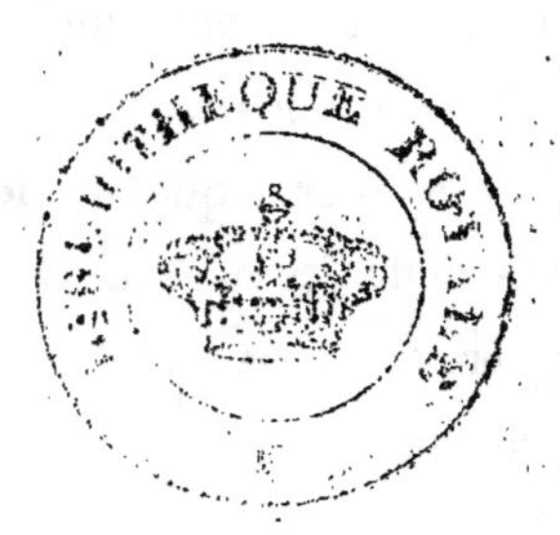

9 782329 096155